DU CATHÉTÉRISME ŒSOPHAGIEN

MODIFICATION DES CATHÉTERS

D'APRÈS

DES CONSIDÉRATIONS ANATOMIQUES ET PHYSIOLOGIQUES

PAR

LE Dr CHASSAGNY

Lauréat de l'Institut de France (prix Monthyon).
Membre de la Société de médecine et de la Société des sciences médicales
de Lyon.

PARIS

G. MASSON, LIBRAIRE-ÉDITEUR

10, RUE HAUTEFEUILLE.

1877

DU CATHÉTÉRISME ŒSOPHAGIEN

DU CATHÉTÉRISME ŒSOPHAGIEN

MODIFICATION DES CATHÉTERS

D'APRÈS

DES CONSIDÉRATIONS ANATOMIQUES ET PHYSIOLOGIQUES

PAR

LE Dr CHASSAGNY

Lauréat de l'Institut de France (prix Monthyon),
Membre de la Société de médecine et de la Société des sciences médicales
de Lyon.

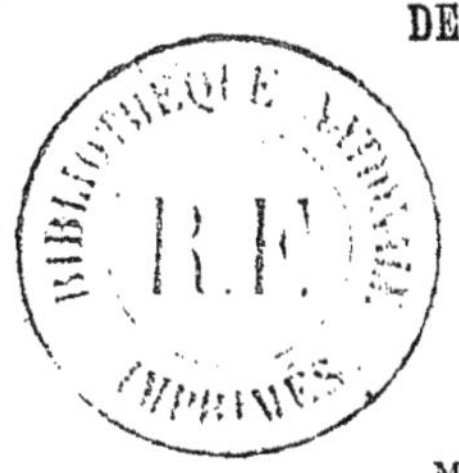

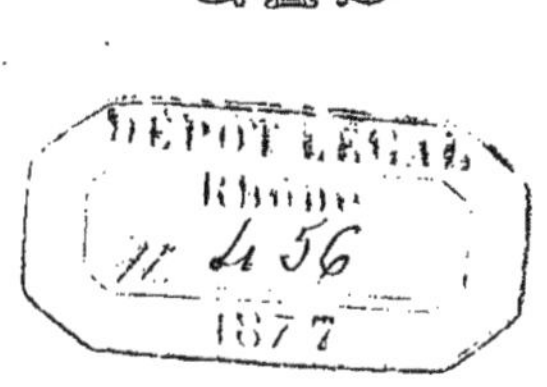

PARIS

G. MASSON, LIBRAIRE-ÉDITEUR

10, RUE HAUTEFEUILLE.

1877

CATHÉTÉRISME OESOPHAGIEN

DES DIVRRSES VARIÉTÉS DES RÉTRÉCISSEMENTS DE L'ŒSOPHAGE.

La dilatation de l'œsophage par le cathétérisme a pour but d'écarter les obstacles qui s'opposent à la progression du bol alimentaire dans ce conduit.

En dehors des tumeurs situées dans le voisinage de l'œsophage et dont la compression en diminue indirectement le calibre, ces obstacles intrinsèques sont de deux ordres : les uns consistent en des lésions matérielles qui constituent une barrière mécanique, ce sont des rétrécissements résultant de cicatrices produites par des plaies, des brûlures, ou produits par des engorgements, des tumeurs développées dans l'épaisseur des parois ; les autres sont purement dynamiques ; ce sont des troubles de l'innervation, des spasmes qui diminuent le calibre du conduit par la contracture de ses fibres musculaires. L'obstacle est souvent aussi la conséquence de ces deux ordres de phénomène réunis, et dans la grande majorité des cas c'est surtout de la complication nerveuse que l'on triomphe par le cathétérisme, c'est en la faisant cesser momentanément, comme symptôme, que l'on obtient des succès temporaires dans les cas d'affections organiques, c'est en la détruisant complètement que l'on arrive à une guérison radicale lorsque l'élément nerveux est seul en jeu.

Cette manière d'envisager la question des rétrécissements de l'œsophage est peut-être un peu en dehors des idées généralement admises sur un point, à propos duquel la science est bien loin d'être faite, surtout en ce qui concerne le diagnostic différentiel des diverses variétés de rétrécissements. Mais j'espère établir qu'elle n'est pas trop inconciliable avec les faits et avec les diverses manières de les interpréter.

Tous les auteurs sont d'accord pour admettre des rétrécissements organiques résultant de formation de tissu cicatriciel, d'épaississement des différentes tuniques de l'œsophage et du tissu cellulaire qui les unit, et enfin de productions de tissus hétéromorphes de diverse nature.

Tous aussi admettent l'existence de troubles nerveux s'opposant à la déglutition, de spasmes auxquels on a donné le nom d'œsophagisme ; mais c'est à propos de la fréquence relative de ces deux affections que commencent à s'accentuer les divergences d'opinions. Les uns, et à leur tête il faut placer Trousseau, Velpeau, Béhier, Bouchard, considèrent les rétrécissements organiques comme de beaucoup les plus fréquents ; pour eux l'œsophagisme existe, mais à la condition qu'il n'ait qu'une durée éphémère. Toutes les fois qu'une dysphagie se prolonge elle doit, disent-ils, s'expliquer par une lésion des tissus diminuant mécaniquement le calibre du canal.

D'autres, au contraire, estiment que l'œsophagisme peut se prolonger indéfiniment et passer à l'état chronique, constituant alors une affection à laquelle ils donnent, vu son caractère de permanence, le nom de rétrécissement spasmo-dique.

Cette opinion est partagée par Frank, Hufeland, Mondière, Gendron, Verneuil et le plus grand nombre des médecins modernes. Éverard Home cite une observation de rétrécissement spasmodique qui a duré treize ans; le docteur Albert l'a vu durer huit mois; le docteur Henri Power en a publié un cas qui, observé dans le service de W. Brinton, fut complètement méconnu, et à propos duquel le diagnostic ne fut redressé que par l'autopsie.

Pour moi, je n'hésite pas à me ranger à cette dernière opinion, et je pense qu'en général on a été induit en erreur par l'analogie trompeuse que l'on a cru pouvoir établir entre l'œsophage et l'urèthre. En effet, en dehors des différences symptomatologiques, de la soudaineté de l'invasion, de la rémission plus ou moins fréquente, plus ou moins complète des accidents, il en est d'autres plus radicales qui découlent de l'étiologie, et au nom desquelles on peut dire qu'autant le rétrécissement organique curable est fréquent dans l'urèthre, autant il doit être rare dans l'œsophage. En effet, c'est l'inflammation de l'urèthre qui le plus souvent précède et cause le rétrécissement de ce canal; or, on sait combien est rare l'œsophagite non traumatique, et d'un autre côté on sait combien est compliqué l'appareil nerveux qui préside aux actes de la déglutition et à quelles multiples causes de perturbation il est exposé, depuis le chagrin profond qui serre la gorge jusqu'à la crise hystérique qui rend la déglutition absolument impossible.

Il est bien entendu que je ne prétends parler que des rétrécissements justiciables du cathétérisme, et que je mets hors de cause les rétrécissements syphilitiques qui ne peuvent être guéris que par la médication interne, et les rétrécissements cancéreux qui conduisent fatalement le malade à la mort; et cependant je dis que, même dans ces cas, le soulagement momentané observé si souvent au début de la maladie sous l'influence du cathétérisme ne peut se comprendre qu'en admettant que la sonde a pour quelque temps et dans de certaines limites éliminé la complication qui accompagne tous les rétrécissements sans exception.

Les opinions ne sont pas moins partagées lorsqu'il s'agit, dans les cas de rétrécissements organiques bien constatés, d'apprécier la part afférente à l'élément spasmodique. Tandis que cette part est sinon complètement annulée, au moins considérablement amoindrie par les uns, elle prend pour d'autres une importance capitale qui, suivant moi, ne saurait être mise en doute. En effet, je n'hésite pas à admettre cette loi si magistralement et si justement formulée par Peter : *Tout rétrécissement entraîne le spasme*, vérité que le professeur Verneuil a si bien mise en lumière par l'observation et l'interprétation des faits cliniques relatifs au canal de l'urèthre, dans les rétrécissements duquel il a fait toucher du doigt la coexistence du double rétrécissement organique et spasmodique.

Il semblerait qu'en vertu du fameux adage *naturam morborum curationes ostendunt,* toute hésitation sur la nature des rétrécissements de l'œsophage devrait tomber devant l'accord parfait qui s'est établi à propos de leur traitement. De quelque manière qu'ils envisagent la maladie, tous les auteurs sont unanimes pour proclamer l'incontestable utilité du cathétérisme, utilité que l'on admet même et que l'on devrait surtout admettre dans les rétrécissements de nature spasmodique ; seulement les divergences reparaissent lorsqu'il s'agit d'interpréter le mode d'action de ce cathétérisme, et là encore on se laisse induire en erreur par une trompeuse analogie.

Le cathétérisme œsophagien ne saurait en aucune manière être comparé au cathétérisme dilatateur des autres conduits, de l'urèthre, du rectum, des points lacrymaux dans lesquels l'agent dilatateur peut rester à demeure pendant un temps plus ou moins prolongé, pour produire contre les parois de ces conduits une compression excentrique qui a été avec beaucoup de justesse comparée à la pression concentrique exercée avec un bandage sur un membre, sur le tronc, sur une tumeur, pour empêcher l'afflux des liquides qui leur apportent la vie pathologique, pour repousser ceux qui étaient déjà accumulés, en un mot pour en amener la résolution.

Dans l'œsophage, le séjour de la sonde ne peut être que temporaire et l'on ne saurait, sinon dans quelques cas exceptionnels, compter sur la durée de l'application pour produire un effet compressif et résolutif, et ce n'est certainement pas à un effet de cette nature que l'on peut attribuer l'amélioration obtenue dans l'immense majorité des cas, dès le premier cathétérisme.

On est donc amené par la force des choses à interpréter ce résultat si prompt, si instantané par la cessation plus ou moins complète des spasmes, cessation obtenue au moyen de la distension des fibres musculaires de l'œsophage. C'est donc cette distension qui doit nécessairement devenir le principal objectif de tout cathétérisme.

On est ainsi en présence des deux procédés employés pour triompher des résistances des fibres longitudinales ou circulaires d'un muscle, l'extension brusque ou l'extension graduelle de ces fibres.

Pour les raisons que nous venons d'énoncer plus haut l'extension graduelle des fibres circulaires de l'œsophage n'est pas possible, le séjour de la sonde est trop limité ; d'où la nécessité de recourir dans toutes les limites du possible à l'extension forcée, et par conséquent de donner aux boules de la sonde œsophagienne tout le volume que comporte la dilatabilité de l'organe.

Dans l'état actuel de la science les dimensions que l'on peut donner aux olives des cathéters est loin d'être en rapport avec la dilatabilité de l'œsophage, et l'on ne saurait exagérer ces dimensions sans modifier leur forme à laquelle le hasard seul a présidé jusqu'ici, en dehors de toute considération anatomique et par le fait seul de la facilité plus grande pour l'ouvrier de faire les objets tournés.

DE LA FORME DES OLIVES. — PREMIÈRE MODIFICATION.
DONNÉES ANATOMIQUES.

Dans sa région supérieure l'œsophage est en rapport, en arrière, avec la colonne vertébrale, en avant avec la face postérieure du larynx, sa dilatation est donc limitée dans le sens antéro-postérieur; et lorsque l'on introduit une des olives classiques, pour peu qu'elle atteigne un diamètre un peu considérable, elle ne saurait, comme je le croyais d'abord, pénétrer sans repousser le larynx en avant, en produisant une sensation pénible pour le malade, trompeuse pour le médecin qui, ayant conscience d'une résistance vaincue, ne sait s'il vient de franchir un rétrécissement, ou s'il a dépassé l'obstacle normalement présenté par le cartilage cricoïde.

Sur les côtés rien ne s'oppose à l'écartement des parois de l'œsophage ; la forme du cathéter est donc tracée par la nature : ses dimensions doivent être réduites dans le sens du diamètre antéro-postérieur, elles doivent augmenter dans le sens du diamètre transversal ; en un mot, l'olive classique doit être aplatie, son diamètre antéro-postérieur doit être diminué, on doit augmenter son diamètre transversal.

L'idée de cette modification m'a été inspirée par une malade atteinte d'un rétrécissement qui, malgré sa longue durée, était évidemment de nature spasmodique, car s'il existait encore en 1872, il avait brusquement débuté le 20 mars 1870.

La malade, qui avait été longtemps soulagée par l'introduction d'olives progressivement grossies, avait fini par voir le cathétérisme augmenter les accidents plutôt que de les diminuer, lorsque j'arrivais à exagérer les dimensions du cathéter.

C'est alors que j'eus l'idée de substituer l'olive aplatie à l'olive cylindrique, et j'obtins d'emblée une introduction plus facile, moins pénible pour la malade, une dilatation beaucoup plus considérable, et enfin un soulagement plus marqué et plus durable après le cathétérisme.

Dans l'emploi des olives cylindriques j'avais dû m'arrêter

lorsque j'atteignis un diamètre 0,023 millimètres, soit une circonférence de 0,069 millimètres, et par le fait seul du changement de forme je pus immédiatement faire passer une olive aplatie d'une circonférence beaucoup plus considérable. Enhardi par la facilité que j'éprouvai à franchir la région du larynx, je ne tardai pas à en augmenter notablement les proportions, et bientôt je pus franchir le rétrécissement avec une nouvelle olive présentant 0,016 millimètres dans son diamètre antéro-postérieur, 0,034 millimètres dans son diamètre transversal, et dont la circonférence enfin n'était pas moindre de 0,087 millimètres, soit 0,018 millimètres, c'est-à-dire un quart de plus que l'olive cylindrique.

OBJECTIONS. — RÉPONSES EXPÉRIMENTALES.

(PREMIÈRE OBJECTION).

Cette modification d'un appareil généralement adopté sans aucune protestation devait nécessairement soulever quelques objections, d'autant plus qu'elle ne s'appuyait que sur des données théoriques et sur un seul fait clinique dont j'avais été le seul témoin. Non-seulement l'existence de ce fait pouvait être contestée par quelques-uns, mais le plus grand nombre, tout en en reconnaissant l'exactitude, ne pouvait en apprécier l'importance. Je me décidai donc à instituer une expérience qui, en reproduisant aussi exactement que possible les rapports anatomiques de l'œsophage et du larynx, tels que je les comprenais alors, répondît à cette objection formulée par notre honorable confrère, le docteur Delore, qui, disait-il, ne pouvait admettre que le cathéter n'eût pas une forme cylindrique analogue à celle du canal qu'il doit parcourir. Cette expérience devait démontrer péremptoirement qu'en pratique il ne faut pas tenir compte de la forme intrinsèque de ce canal, mais bien de celle qui lui est imposée par ses rapports de voisinage.

L'appareil expérimental se compose d'une petite planchette allongée correspondant à la colonne vertébrale; au devant est un canal en soie représentant le pharynx et l'œsophage; ce canal est formé de deux doubles d'étoffe de soie, entre lesquels sont placés des anneaux de caoutchouc destinés à reproduire l'extensibilité de l'organe naturel. Au devant de cet œsophage est placé un larynx en bois maintenu dans ses rapports par une bande de caoutchouc qui se tend et résiste lorsque l'on veut exagérer l'espace ménagé entre la colonne vertébrale et le larynx.

Dans ces conditions, si l'on fait passer l'olive cylindrique de 0,023 millimètres de diamètre, on éprouve une résistance assez considérable, et elle ne dépasse le niveau du cartilage cricoïde qu'en portant fortement le larynx en avant et en donnant une sensation très-manifeste de résistance vaincue. Si à cette olive cylindrique on substitue l'olive aplatie dont le diamètre antéro-postérieur n'a que 0,016 millimètres et dont la circonférence, par le fait de l'augmentation du diamètre transversal, dépasse d'un quart celle de la boule cylindrique, la résistance est infiniment moins considérable et la projection du larynx en avant est beaucoup moins prononcée; avec la première olive il faut, pour franchir l'obstacle, exercer une pression de 2,970 grammes, tandis qu'avec la seconde il est franchi avec une pression de 2,340 grammes, soit 630 grammes en moins.

VÉRITABLES DONNÉES ANATOMIQUES. — NOUVELLES EXPÉRIENCES.

(SECONDE OBJECTION).

Cette expérience s'est heurtée contre une objection des plus sérieuses : notre honorable et savant confrère, le docteur Desgranges, m'a fait observer que les conditions dans lesquelles j'ai placé mon larynx artificiel ne sont pas les mêmes que celles qui président à l'assujétissement de larynx naturel. D'après M. Desgranges, il n'existe aucun obstacle anatomique qui puisse s'opposer au déplacement du larynx dans le sens antéro-postérieur ; en effet, cet organe n'est pas tenu en place par un muscle circulaire, mais bien par des plans musculaires verticaux, par les muscles de la région sus et sous-hyoïdienne placés sur le même plan et ne pouvant, par conséquent, exercer sur lui une pression comparable à celle de la bande de caoutchouc de mon appareil.

Cette objection fut pour moi un trait de lumière, elle me conduisit à examiner de plus près le fait clinique, et je ne tardai pas à me convaincre que si j'avais été dans le vrai absolu en constatant la difficulté du passage des olives sphériques plus petites, et la facilité beaucoup plus grande du passage des olives aplaties beaucoup plus volumineuses, j'avais été dans une erreur complète lorsqu'il s'était agi de l'interprétation du phénomène ; en effet, je pus constater que le larynx ne subissait aucun mouvement de projection en avant et que dans mon expérience, au lieu d'exagérer les obstacles au passage de l'olive cylindrique, je les avais au contraire considérablement atténués, ce qui du reste découle naturellement de l'observation plus complète des données anatomiques. Si M. le professeur Desgranges est dans le vrai en prétendant que les muscles sus et sous-hyoïdiens ne peuvent empêcher le larynx de se porter en avant, il faut reconnaître aussi que cet organe est retenu en arrière par des agents actifs, par les muscles stylo-hyoïdiens et omoplat hyoïdiens, et qu'il est encore plus solidement fixé par un agent passif, par l'aponévrose cervicale, longue bande fibreuse, solide, inextensible, étendue du maxillaire au sternum, à laquelle tous les physiologistes assignent le rôle de protéger les conduits aériens, d'empêcher la pression atmosphérique de s'exercer sur eux et d'en amener l'aplatissement pendant les efforts d'inspiration. Or, il est évident qu'un tissu capable de faire équilibre, d'avant en arrière, à la pression atmosphérique doit opposer des résistances équivalentes, d'arrière en avant. On peut donc, d'après les données anatomiques, se croire autorisé à dire que le larynx est complètement immobilisé dans le sens antéro-postérieur.

En se plaçant à ce nouveau point de vue de l'immobilité presque absolue du larynx d'avant en arrière, il est évident que l'expérience instituée plus haut donne nécessairement des résultats erronés et qu'elle conduit à une interprétation fausse du phénomène, lequel acquiert alors une gravité bien plus grande que je ne l'avais d'abord supposé.

On franchit la région laryngienne de l'œsophage avec une olive cylindrique de 0,023 millimètres de diamètre, et cependant il n'y a pas 0,023 millimètres entre la colonne vertébrale et la face postérieure du larynx ; comment donc s'effectue le passage ? Une observation attentive permet de constater qu'au moment de l'engagement de l'olive le larynx se dévie légèrement à droite et que l'olive entraîne du côté

opposé la portion de l'œsophage adhérente à la face postérieure du larynx ; elle passe ainsi à gauche de cet organe pour
aller rejoindre la partie libre de l'œsophage qui, comme on
la sait, n'est pas situé sur la ligne médiane, mais semble
avoir été providentiellement placé à gauche pour recevoir
non pas des olives de cathéter, mais bien les bols alimentaires volumineux et solides qui auraient échappé à la mas-
tication.

EXPÉRIENCES CADAVÉRIQUES.

Le mécanisme de ce passage de l'olive cylindrique a été
constaté sur le cadavre par les expériences suivantes :

1° En passant avec une aiguille courbe un fil dans le ven-
tricule du larynx j'ai pu m'assurer qu'il était impossible, en
tirant fortement sur le fil dans une direction perpendiculaire
au col, d'entraîner l'organe en avant.

2° L'olive aplatie passe sans difficulté, l'olive cylindrique
rencontre une résistance considérable, et lorsqu'elle est engagée, si l'on pénètre jusqu'à elle avec le bistouri on constate
qu'elle a échappé au larynx et qu'elle fait à gauche une saillie
assez considérable.

3° En plaçant de chaque côté du larynx des pointes de Paris
qui vont se fixer dans la colonne vertébrale, on s'oppose à la
déviation latérale de l'œsophage, et l'on rend tout à fait impossible le passage de l'olive cylindrique, le canal restant
toujours parfaitement perméable à l'olive aplatie.

MODIFICATION DE LA PREMIÈRE EXPÉRIENCE.

Toutes ces conditions sont rendues parfaitement sensibles à l'aide de mon expérience primitive modifiée dans le sens de la limite des mouvements du larynx d'arrière en avant. Pour cela j'ai remplacé la bande extensible de caoutchouc par un lien de fil inextensible, j'ai donné à l'œsophage et au larynx la possibilité de se dévier, l'un à droite et l'autre à gauche, et l'on peut voir la reproduction du phénomène dans les mêmes conditions où on l'observe sur le cadavre et sur l'homme vivant.

La nécessité de substituer aux olives cylindriques des olives aplaties étant ainsi démontrée, il me restait à tracer les règles de cette nouvelle opération.

DES RÈGLES DE L'OPÉRATION.

Avant le cathétérisme de l'œsophage le diagnostic est loin d'être posé, et le plus souvent c'est le cathétérisme lui-même qui sert à l'établir. Dans la crainte de rencontrer une lésion organique, un état pathologique des tissus qui en aurait diminué l'extensibilité en augmentant leur friabilité, je me garderais bien de passer d'emblée l'olive la plus volumineuse, et tout en restant fidèle à l'idée généralement admise de briser instantanément les résistances musculaires et de pousser la dilatation jusqu'à ses dernières limites, je n'arrive à passer la plus grosse olive qu'après avoir tâté la susceptibilité de l'organe avec des cathéters dont j'augmente progressivement le volume pour arriver rapidement et dans la même séance au plus volumineux.

Le jeu complet auquel je m'étais primitivement arrêté se composait de trois olives : la première avait un diamètre antéro-postérieur de 0,013 millimètres, le diamètre transversal avait 0,022 millimètres, la circonférence était de 0,062 millimètres ; la seconde avait un diamètre antéro-postérieur de 0,013 millimètres, le diamètre transversal avait 0,030 millimètres, la circonférence était de 0,080 millimètres, et la troisième enfin avait les dimensions indiquées plus haut.

La longueur de ces olives était d'environ 0,028 millimètres.

Depuis plus de deux ans je suis, de jour en jour, plus convaincu du bien fondé de ces données théoriques et de l'importance des applications pratiques qui en découlent.

Le cathétérisme m'a toujours paru être plus facilement pratiqué par l'opérateur et mieux supporté par le patient.

Il est vrai que, chez les malades vierges d'autres traitements antérieurs , je manquais de termes précis de comparaison, mais en jugeant par analogie avec ce que j'avais antérieurement observé, j'ai cru pouvoir constater que l'amélioration était plus promptement obtenue, qu'elle était plus persistante et qu'elle était achetée au prix de moins de douleurs.

Mais ce que l'on peut considérer comme absolument concluant, ce sont deux cas dans lesquels l'action du cathétérisme ordinaire était devenue presque complètement nulle.

OBSERVATIONS.

Obs. I.—Chez une de ces malades dont j'ai parlé plus haut, le cathétérisme devait être répété tous les cinq ou six jours, et ce n'était qu'à ce prix que Mme P... pouvait avaler un peu de bouillon ou quelques aliments demi-liquides, et encore à la condition de procéder avec les plus grandes précautions dans le calme et le silence le plus absolu, et surtout loin de tout témoin.

Les olives aplaties ont amené rapidement une amélioration tellement persistante que, depuis dix-huit mois, le cathétérisme n'a pas dû être pratiqué de nouveau, que la malade peut se mettre à table en compagnie, et sans trop tenir compte du choix de ses aliments, opérer sans peine la déglutition de bols alimentaires assez volumineux.

Obs. II.—La seconde malade était à peu près dans les mêmes conditions. Avant de demander mes conseils on avait épuisé les ressources du cathétérisme ordinaire, et les olives rondes dont on ne pouvait plus augmenter les dimensions n'amenaient qu'une insignifiante et temporaire amélioration; l'amaigrissement était considérable, le teint cachectique pouvait faire redouter l'existence d'une affection organique.

Pour établir un point de comparaison, je pratiquai le cathétérisme avec les olives cylindriques, et avec beaucoup de peine j'en fis passer une de 23 millimètres de diamètre.

Le lendemain j'employai les olives aplaties et j'arrivai sans peine, dans la même séance, à faire passer les plus forts numéros.

Dès ce jour l'amélioration était déjà très-grande, et après six séances renouvelées tous les deux jours, les trois dernières avec les nouvelles olives dont je parlerai tout à l'heure, la malade pouvait être considérée comme guérie, elle avalait sans difficulté des bols alimentaires assez volumineux ; depuis plusieurs mois cette amélioration ne s'est pas démentie, et l'on a vu revenir rapidement l'embonpoint, la fraîcheur du teint et tous les attributs de la santé.

DERNIÈRE MODIFICATION DES OLIVES.

Au point de vue de cette loi physiologique en vertu de laquelle une certaine traction exercée sur les fibres d'un muscle en provoque la contraction, tandis qu'une traction plus intense en amène le relâchement, au point de vue des obstacles créés par les rapports anatomiques du larynx et du pharynx, au point de vue enfin des résultats pratiques, on ne saurait méconnaître l'importance de la modification apportée à la forme des olives œsophagiennes ; cependant il est permis d'espérer beaucoup plus encore en adoptant une nouvelle modification tendant à faire disparaître un dernier défaut résultant de la nature même de l'olive, de sa rigidité et par conséquent tout à fait indépendant de sa forme circulaire ou aplatie.

Pour franchir l'angle formé par la réunion de la bouche et du pharynx l'olive œsophagienne ne peut avoir qu'une longueur très-restreinte, d'où l'impossibilité de la maintenir dans le rétrécissement. Aussitôt que sa partie moyenne est engagée, elle le franchit malgré tous les efforts que l'opérateur peut faire pour la retenir, et elle n'agit jamais qu'un

instant pendant l'introduction et au moment où on la retire.
On opère bien, il est vrai, une très-grande distension des
fibres circulaires de l'œsophage, mais cette distension est
trop passagère, elle n'a pas le temps nécessaire pour lasser le
muscle et en briser la résistance. Il est certain qu'en prolon-
geant le contact on doit pouvoir diminuer l'intensité de la
dilatation, et, au prix de fatigues encore moindres, obtenir
les mêmes effets.

Pour atteindre ce but j'ai dû augmenter la longueur de
mes olives dans la partie non conique comprise entre les deux
extrémités, mais pour cela cette partie moyenne a dû devenir
flexible afin de s'adapter à la forme curviligne de la région.
J'ai obtenu cette flexibilité au moyen d'un fil métallique
roulé en spirale sur un mandrin aplati de la forme et des
dimensions correspondantes aux olives rigides. On constitue
ainsi un tube flexible aux extrémités duquel on fixe, soit
avec des vis, soit par une soudure, les parties coniques qui
doivent faciliter l'entrée et la sortie

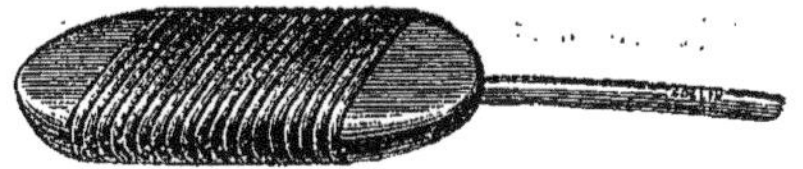

Cette idée a été parfaitement comprise et magistralement
exécutée par M. Collin, qui a fait un jeu de cathéters com-
posé de quatre numéros : le premier a 30 millimètres de circonférence, le dernier en a 85 ; la longueur est d'environ
8 centimètres.

A volume égal l'introduction de ces nouvelles olives est
beaucoup plus facile que celle des olives rigides de même

forme, les malades peuvent en supporter la présence pendant plusieurs minutes. On obtient ainsi un résultat beaucoup plus prompt dans les rétrécissements spasmodiques, on peut de plus les appliquer au traitement des rétrécissements organiques, et faire bénéficier les malades des avantages résultant de la modification de la forme, en se conformant aux préceptes si bien posés par le professeur Bouchard, pour prolonger la durée de la tolérance.